AF401429

Dr ANTOINE SER

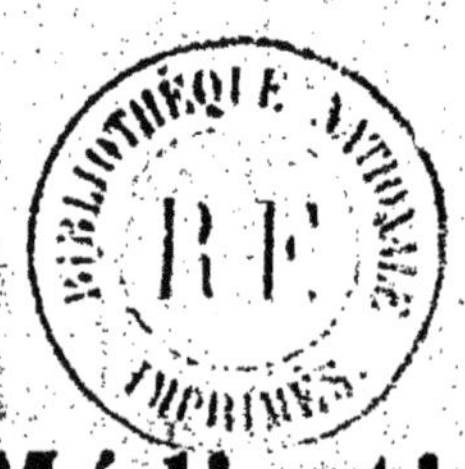

La
Médication thyroïdienne

dans les retards

de consolidation des fractures

LA

MÉDICATION THYROIDIENNE

DANS

LES RETARDS DE CONSOLIDATION DES FRACTURES

LA

MÉDICATION THYROÏDIENNE

DANS

LES RETARDS DE CONSOLIDATION DES FRACTURES

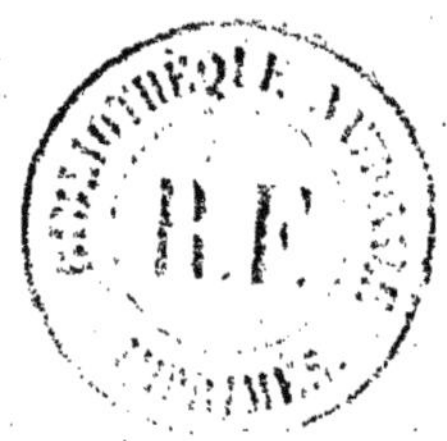

PAR

Le Dr Antoine SER

LYON

A. REY, IMPRIMEUR-ÉDITEUR DE L'UNIVERSITÉ

4, RUE GENTIL, 4

1899

Avant de quitter l'Université lyonnaise, nous avons à cœur de remercier tous ceux qui, pendant le cours de nos études médicales, nous ont témoigné de la sympathie ou nous ont aidé de leurs conseils.

M. le professeur Gayet a bien voulu accepter la présidence de notre thèse. Nous lui exprimons, avec notre respectueuse admiration, toute notre reconnaissance pour le grand honneur qu'il nous fait. Il met ainsi le comble à ses bontés pour nous, car nous n'oublierons jamais que nous avons reçu dans sa famille, pendant notre séjour à Lyon, un accueil qui nous a profondément touché.

M. le Dr G. Gayet, chef de clinique à la Faculté, n'a cessé de veiller sur nous pendant toute la durée de nos études médicales; son enseignement de tous les jours, au lit du malade, nous a fourni les bases les plus solides de notre instruction clinique, et cette agréable causerie nous laisse un de nos meilleurs souvenirs. C'est lui qui nous a donné le sujet de notre thèse et qui nous a constamment guidé de ses conseils. Nous lui devons plus que de la reconnaissance.

M. le professeur Ollier a été un de nos maîtres préférés. Notre thèse a été faite à sa Clinique, et il a bien voulu nous témoigner de l'intérêt. Nous le remercions avec un profond respect.

Merci à nos Maîtres militaires qui, à l'hôpital Desgenettes, ont commencé notre instruction clinique.

Merci, enfin, à nos camarades d'école pour leur gaieté et pour le plaisir que nous avons eu à vivre avec eux. Que nos intimes reçoivent ici l'assurance d'une amitié sincère et profonde.

Une famille, à Lyon, nous a reçu avec tant de cœur et nous a montré un tel dévouement, que nous tenons à lui exprimer notre vive gratitude. Nous avons contracté une dette de reconnaissance, pour laquelle nous nous permettons d'offrir plus qu'une respectueuse amitié.

A. S.

Lyon, 23 décembre 1899.

INTRODUCTION

Nous étudions dans ce travail l'action de la médication thyroïdienne dans les retards de consolidation des fractures. Ce traitement est basé sur une expérience de physiologie, qui nous montre, chez les animaux fracturés auxquels on a enlevé le corps thyroïde, une consolidation très lente.

Depuis la première communication (Gauthier, 1897), environ une vingtaine d'observations ont été publiées. Nous les avons réunies. Nous avons pris nous-même quelques observations dans le service de M. le professeur Ollier, où ce nouveau traitement a été essayé. Enfin, nous avons fait quelques expériences.

Notre but est simplement de rechercher, par l'expérimentation et par une analyse rigoureuse des observations, si la médication thyroïdienne est réellement capable de provoquer la consolidation.

Ce travail comprendra quatre parties :

Chapitre premier. — Actions de la glande thyroïde sur le tissu osseux.

Chapitre II. — Causes des retards de consolidation.

Chapitre III. — Expérimentation.

Chapitre IV. — Observations.

LA
MÉDICATION THYROIDIENNE

DANS

LES RETARDS DE CONSOLIDATION DES FRACTURES

CHAPITRE PREMIER

ACTION DE LA GLANDE THYROIDE SUR LE DEVELOPPEMENT DU SQUELETTE

La véritable époque des connaissances scientifiques sur la glande thyroïde a commencé quand ont été publiées en Angleterre les premières observations sur ce qu'on appelle actuellement le myxœdème [1].

Gull, en 1873, attira le premier l'attention du monde médical sur cette maladie complètement inconnue jusque-là, et Ord, en 1878, constata, à l'autopsie d'un malade qui avait présenté le tableau symptomatique du myxœdème, l'atrophie de la glande thyroïde.

On croyait tout d'abord que cette maladie constituait l'apanage exclusif de l'âge adulte, mais Ollier et Bourneville ont publié en 1880 un cas de myxœdème chez un jeune idiot.

[1] Ce court historique a été en partie emprunté au discours de Popoff, à l'Académie impériale de médecine de Saint-Pétersbourg (paru dans les *Archives générales de médecine*, octobre 1890).

Bientôt le rôle de la glande thyroïde dans la pathogénie de cette maladie est définitivement établi grâce aux chirurgiens, qui voient sur leurs opérés, consécutivement à l'ablation complète du goitre, un tableau clinique en tout semblable à celui du myxœdème (communication de Reverdin en 1882, à la Société médicale de Genéve, et l'année suivante communication de Kocher au XII° Congrès de chirurgie tenu à Berlin).

On entre alors dans la voie des recherches expérimentales auxquelles sont attachés les noms de Schiff, d'Eiselsberg, de Gley, d'Hofmeister, de Moussu et bien d'autres. Tous ces expérimentateurs virent que l'ablation complète du corps thyroïde chez l'animal pouvait dans certaines circonstances amener la mort, et produisait toujours chez eux des phénomènes comparables au myxœdème de l'homme. Les objections furent nombreuses cependant, mais Schiff y répondit victorieusement. Pour faire voir que les accidents observés étaient dus exclusivement à la perte de la fonction thyroïdienne et non au traumatisme opératoire comme le soutenait Munk, il greffa, dans la cavité abdominale d'un animal une glande empruntée à un autre animal et constata, après l'ablation totale du corps thyroïde, l'absence complète des symptômes.

Cette expérience, en même temps qu'elle apportait une démonstration lumineuse, devait donner naissance à une méthode thérapeutique. En 1889, Bircher ose la répéter sur un malade et obtient plein succès. En 1890, Vassale fait des injections d'extrait thyroïdien dans les veines d'animaux. En 1891, Murray fait une injection sous la peau d'extrait glycériné, dans un cas de myxœdème. Enfin

Howitz, en 1892, donne à ses malades la glande en nature par la bouche.

Les résultats du traitement furent merveilleux; sous son influence, on observa chez les myxœdémateux l'excitation et l'exaltation des fonctions qui jusque-là étaient déprimées. Si la croissance n'était pas encore terminée et était arrêtée par la maladie, le malade se mettait à croître avec une rapidité vraiment étonnante.

La croissance rapide des jeunes idiots myxœdémateux traités par la médication thyroïdienne frappa surtout les observateurs, si bien que plusieurs pensèrent qu'il devait existe un rapport entre la sécrétion thyroïdienne et le développement du tissu osseux. M. le professeur Poncet a inspiré à notre camarade le Dr Danis, une thèse (Lyon 97) dans laquelle ce rapport est démontré par de nombreuses preuves cliniques et expérimentales.

Les enfants qui, congénitalement, ont une absence du corps thyroïde, ou qui en ont subi l'ablation chirurgicale, les animaux auxquels on a enlevé ce corps pendant leur période d'accroissement, subissent un arrêt dans leur développement, ils ne grandissent plus. Toutes les fois que le corps thyroïde est atteint avant que l'ossification soit terminée, il y a des troubles de croissance et le squelette est touché.

Dans l'idiotie myxœdémateuse des enfants (Bourneville et Bricon [1]), la croissance ne se fait pas et il existe des déformations osseuses. Chez les crétins (Baillarger [2]), lors-

---

[1] Bourneville et Bricon, *Compte rendu des enfants de Bicêtre,* 1886.

[2] Rapport de Baillarger sur le goitre et le crétinisme.

que le mal débute dès l'enfance, pendant la période d'accroissement de l'individu, dans le myxœdème opératoire si l'opération a été pratiquée à un moment où l'ossification n'était pas encore terminée, la croissance qui était déjà commencée s'arrête, en même temps qu'apparaissent des déformations osseuses.

Dans la maladie de Basedow, où l'on semble voir actuellement une hyperthyroïdisation, on peut constater aussi des troubles trophiques osseux, tels que nodosités des doigts ou du rachis, flexibilité exagérée des phalanges (Revilliod[1]).

Le Dr Hertoghe a même cru pouvoir attribuer la croissance exagérée de certains individus à une sécrétion thyroïdienne trop abondante. C'est ce qui se passerait chez certains enfants qui maigrissent beaucoup en même temps qu'ils grandissent très vite, et qui présentent aussi des palpitations cardiaques très gênantes, et un peu d'exophtalmie. On ne peut, dit Hertoghe, s'empêcher de réunir ces divers symptômes, maigreur excessive, croissance exagérée, tachycardie et exophtalmie. L'expérience a semblé du moins en partie confirmer cette opinion. Moussu[2] a essayé d'accélérer la croissance de certains animaux, et de leur faire acquérir une taille supérieure à la normale, en leur donnant chaque jour de petites quantités de corps thyroïde. Il a pu les faire grandir un peu plus vite, mais il n'a pas réussi à en faire des géants.

[1] Congrès des médecins suisses à Lausanne (*Suisse Romande*, 29 avril 1805.)

[2] Moussu, Essai de gigantisme expérimental (*Société de biologie*, 1899).

Citons encore ces deux faits qui démontrent bien l'action de la sécrétion thyroïdienne sur la croissance. La glande est plus volumineuse chez les enfants parce que ceux-ci grandissent, et elle augmente de volume chez les femmes enceintes parce qu'elle est nécessaire pendant la grossesse à l'accroissement du fœtus.

L'expérimentation confirme pleinement ces données de l'observation clinique. Gley a présenté à la Société de biologie (mai 1894) une chèvre qui, thyroïdectomisée à six mois, avait depuis à peine augmenté de taille. Hofmeister a vu sur des lapins thyroïdectomisés que les os ne s'accroissaient plus en longueur, et que l'ossification était retardée. Eiselsberg a fait des expériences sur les agneaux et les chevreaux ; il a confirmé les résultats précédents, et il a étudié les différences d'accroissement des divers os. Enfin Trachewsky, dans le laboratoire de Kocher, a pu produire le rachitisme chez le fœtus d'animaux en gestation en supprimant à ceux-ci le corps thyroïde.

Une troisième série de preuves de l'influence du corps thyroïde sur le développement du tissu osseux et sur la croissance, nous est fournie par l'action du traitement thyroïdien chez les malades atteints d'infantilisme. Lorsqu'on donne du corps thyroïde aux infantiles myxœdémateux, pourvu que leurs cartilages de conjugaison soient encore en voie de prolifération, on obtient des résultats remarquables : non seulement ce traitement les fait grandir, mais encore il fait disparaître chez eux les déformations osseuses et les signes du rachitisme ; et cela se produit même dans les cas où la croissance s'était arrêtée depuis plusieurs années, ou bien était extrêmement faible malgré une excellente alimentation.

Le traitement thyroïdien peut aussi accélérer la croissance des infantiles qui ne sont pas myxœdémateux.

Hertoghe, qui croit que tous les cas d'infantilisme sont d'origine dysthyroïdienne, et Brissaud, qui distingue trois variétés d'infantilisme : par myxœdème, par dégénérescence (alcoolisme, tuberculose, syphilis), par anangioplasie (aplasie artérielle, persistance du trou de Botal etc.) sont d'accord pour constater les bons effets de l'ingestion du corps thyroïde.

Nous avons eu l'occasion d'observer dans le service de M. le professeur Ollier un cas d'infantilisme. Le malade ne présentait aucun autre symptôme d'insuffisance thyroïdienne, et cependant le traitement a paru produire un excellent résultat. Voici son observation :

OBSERVATION I (inédite).

Service de M. le professeur Ollier.

Jean-Louis R..., de Lyon, sans profession, entré à la salle Saint-Sacerdos, n° 48, le 6 avril 1899.

Il a dix-sept ans et demi, pèse 24 kilogrammes et a comme taille 1 m. 26.

Son père est mort à cinquante-huit ans, d'une affection pulmonaire, sa mère à quarante-six ans, d'affection abdominale indéterminée (sans doute un cancer). Nous ne pouvons savoir s'ils étaient alcooliques.

Il a un frère âgé de trente ans, dont la taille serait de 1 m. 70, qui a fait son service militaire, un autre frère, dont la taille serait de 1 m. 00 qui a été réformé pour surdité ; enfin une sœur âgée de vingt et un ans, dont la taille serait aussi supérieure à la moyenne. Ses frères et sœur auraient cependant grandi tard.

Ses antécédents personnels sont nuls. Il n'a pas eu de maladies antérieures, si ce n'est la rougeole. Depuis l'âge de quatorze ans, il travaille dans une fabrique de chenilles, ce qui est peu fatiguant. Il a toujours été petit et chétif.

A l'examen : pas de déformation du crâne, le palais est un peu en ogive, la figure est assez vive et éveillée. Le thorax est légèrement globuleux. Les membres ne présentent pas de déformations particulières, ils sont simplement très grêles et pourvus d'une musculature infantile. L'humérus et les os de l'avant-bras ne présentent pas de torsion anormale. Au membre inférieur on note simplement le volume un peu considérable de l'épiphyse inférieure du femur. Les crêtes du tibia sont lisses ; les pieds appuyent bien sur le sol. La colonne vertébrale est droite.

Les organes génitaux sont ceux d'un enfant. La peau est assez fine. La voix est faible.

Pas de signes de syphilis. Peut-être un peu alcoolique, car on apprend qu'il boit du vin, quelquefois jusqu'à être ivre, et qu'il fume de grosses pipes, mais il n'a pas de tremblements ni de rêves terrifiants. Son appétit est excellent. Le corps thyroïde est normal.

11 avril. — On commence le traitement thyroïdien ; on lui donne chaque jour deux cachets de thyroïdine (20 centigrammes chacune) et l'on surveille son pouls, sa respiration et sa température. On interrompt le 27 avril parce que sa température était montée à 39°2.

Le jeudi 4 mai, son poids était de 28 kg. 5 et sa taille de 1 m. 27.

12 mai. — On lui donne de nouveau de la thyroïdine, en même temps que quelques gouttes de liqueur de Fowler.

30 mai. — Son poids était de 26 kilogrammes et sa taille de 1 m. 29.

Le malade demande à quitter le service.

Ainsi donc, en moins de deux mois, sous l'influence de la médication, il avait grandi de 3 centimètres.

Convaincus de la grande influence de la sécrétion

thyroïdienne sur le développement du squelette, Hanau et Steinlein eurent l'idée de rechercher si la glande thyroïde n'avait pas un rôle analogue dans le processus de réparation des fractures. Ils virent, que chez les animaux thyroïdectomisés auxquels ils faisaient des fractures, la consolidation se faisait avec beaucoup plus de lenteur, le cal avait un volume bien plus petit que chez l'animal sain. Aussi, rendant compte de leurs expériences au Congrès de Francfort (1896), ils exprimèrent l'avis que la médication thyroïdienne pourrait être employée par les chirurgiens pour favoriser la formation du cal dans les cas de retard de consolidation.

Gauthier (de Charolles), le premier, essaya ce nouveau traitement et, depuis, d'assez nombreuses observations ont été publiées. Dans notre quatrième chapitre nous rapporterons et analyserons ces observations, nous en publierons quelques-unes d'inédites prises dans le service de M. le professeur Ollier, et nous essayerons. par l'analyse des résultats obtenus, de voir ce qu'il faut penser de cette nouvelle méthode de traitement des fractures non consolidées.

Mais avant d'étudier un moyen proposé pour accélérer la réparation osseuse dans les cas de fractures qui ne se consolident pas ou qui se consolident trop lentement, voyons quelles sont les causes qui agissent pour empêcher la consolidation d'une fracture.

CHAPITRE II

CAUSES DES RETARDS DE CONSOLIDATION

Une fracture ne se consolide pas ou se consolide lentement, soit parce que l'état local ne permet pas une coaptation ou une immobilisation suffisantes, soit parce que la
réparation osseuse ne se fait pas.

Il serait absurde de donner de la thyroïdine qui ne
peut agir que sur la formation de l'os, dans les cas où une
cause locale empêche la consolidation. Le nombre des cas
où elle pourra être donnée se trouve donc ainsi limité,
puisqu'on tend à admettre aujourd'hui, surtout depuis les
travaux de M. le professeur Ollier, que les pseudarthroses sont dues presque uniquement à des causes locales.
M. le professeur Ollier a attiré l'attention sur une des
causes les plus fréquentes de la pseudarthrose, sur l'interposition musculaire. « L'interposition musculaire, dit-il,
est fréquente, et si l'on n'y a pas apporté plus d'attention,
c'est qu'il suffit souvent d'un petit faisceau musculaire
pour imprimer aux fragments une agitation constante.
D'autre part, ce faisceau passe inaperçu si l'on n'a pas son
attention dirigée sur ce point. C'est en opérant une pseudarthrose du fémur, que nous vîmes pour la première fois
ce faisceau interposé, et depuis lors, non seulement nous
l'avons trouvé dans la plupart des pseudarthroses rebelles,

mais nous l'avons diagnostiqué sur le vivant ». La statis-
tique nous démontre aussi la grande influence de l'interposition musculaire sur la formation des pseudarthroses,
puisque celles-ci se montrent presque uniquement sur le
fémur et l'humérus, en des points où les muscles s'insé-
rent largement et directement sur l'os. Cette opinion qui
fait jouer un rôle si important, peut-être unique, aux
causes locales, se trouve exprimée dans les traités les plus
récents [1]. « A mesure que nos connaissances se perfection-
nent, à mesure que les interventions se multiplient, l'idée
qui tend de plus en plus à se faire jour, c'est que les pseudarthroses sont influencées par des causes exclusivement
locales. »

La coaptation et la réduction insuffisantes d'une fracture peuvent être actuellement facilement diagnostiquées
par la radiographie.

L'interposition musculaire peut, quelquefois aussi, être
diagnostiquée. M. le professeur Ollier a attiré l'attention
sur un certain nombre de signes (mobilité considérable
au foyer traumatique, impossibilité de provoquer la crépitation, mobilité et agitation des fragments dans la con-
traction de certains muscles) qui permettent de l'affirmer,
et il exprime l'avis que, si le diagnostic peut être fait, on
doit opérer de bonne heure. « Si la consolidation d'une
fracture n'est pas achevée au bout d'un an, si les os sont
flottants ou tout à fait indépendants, si surtout on constate
l'interposition musculaire, il faut se décider à opérer ; on
doit même opérer beaucoup plutôt si ce dernier caractère

[1] Article fracture de Rieffel, dans le *Traité de chirurgie* de
Delbet et Le Dentu.

est évident. » Malheureusement l'interposition musculaire ne peut pas toujours être reconnue. Le traitement thyroïdien ne pourrait-il pas, dans ces cas, servir comme moyen de diagnostic? On pourrait l'essayer; s'il n'agit pas, c'est que la pseudarthrose n'est pas due à un défaut de sécrétion osseuse, mais à une cause locale.

Mais cette absence durable de consolidation est très rare. La consolidation peut se faire au bout de plus d'un an (Ollier); ce qu'on observe plus fréquemment, c'est un retard de consolidation. Voyons quelles en sont les causes.

Un certain nombre de causes de retard de consolidation sont bien connues. Ce sont toutes celles qui peuvent produire un affaiblissement de l'organisme. Elles n'agissent pas d'une façon certaine et dans tous les cas, mais dans des circonstances encore peu déterminées.

Ce sont :

La délibitation due à la chlorose, aux hémorragies, aux saignées répétées, à la lactation, aux vomissements, aux diarrhées chroniques, à la diète, à la mauvaise nourriture, au surmenage. aux dépressions morales. Mais tout cela est bien vague et a été bien discuté.

La grossesse, qui a une action plus certaine, car on a vu quelquefois la consolidation ne se faire qu'après l'accouchement.

Les intoxications par le mercure, le phosphore, le plomb, l'arsenic, ce qui est loin d'être démontré.

L'intoxication par l'alcool.

Les maladies infectieuses aiguës, car on a vu la consolidation retardée pendant la période de fièvre se faire seulement dans la convalescence.

Enfin, les maladies chroniques telles que la scrofule, la

goutte, le cancer, le paludisme, avec plus ou moins de vraisemblance. Le rachitisme dans la période de consomption. Le diabète et surtout la phosphaturie (Verneuil) agissent sûrement. La syphilis, dont le rôle n'est pas douteux, puisque M. le professeur Ollier a vu parfois la consolidation suivre dans sa marche les oscillations du traitement hydrargyrique; l'action de la syphilis est cependant bien restreinte, étant donné le grand nombre de syphilitiques.

Dans ces divers cas, y a-t-il indication d'accélérer la réparation osseuse par la thyroïdine ? Qui songerait à un pareil traitement dans le cours d'une fièvre grave, ou sur un malade anémié par une intoxication professionnelle, ou une maladie chronique? La première indication, c'est de traiter l'état général du malade ; et lorsque cet état général sera redevenu bon, lorsque l'intoxication syphilitique aura été combattue par le traitement mercuriel, lorsque l'accouchement aura eu lieu, si la consolidation ne se fait pas, il sera temps d'intervenir.

Mais il y a un très grand nombre de retards de consolidation dont nous ignorons totalement la cause : « En parcourant beaucoup d'observations, dit Rieffel[1], on trouve très souvent, expressément noté, qu'il s'agit d'individus robustes, d'une santé florissante...

« Et s'il y a des pseudarthroses réellement et, avant tout, constitutionnelles, il faut reconnaître que nous sommes parfaitement ignorants sur la nature des perturbations nutritives susceptibles de leur donner naissance. C'est dire qu'un grand nombre de pseudarthroses sont totalement

[1] Article fracture dans le *Traité de Delbet et Le Dentu*.

inconnues dans leur essence. Il est des fractures dont les fragments sont en regard d'une façon irréprochable, vous avez beau les frotter, ils ne se soudent point l'un à l'autre.

« En un mot, telle pseudarthrose guérira par les moyens les plus simples, alors que telle autre, placée dans les mêmes conditions anatomiques, résiste à tous les traitements... Il est, en résumé, de nombreuses conditions pathogéniques qui nous échappent encore. »

C'est dans ces cas que le traitement thyroïdien a été surtout préconisé.

Les préparations thyroïdiennes excitent les échanges organiques. Sous leur influence, la composition de l'urine est modifiée. L'azote excrété peut atteindre le double de l'état normal ; le chlore et l'acide phosphorique augmentent dans des proportions notables. L'analyse de l'air expiré démontre aussi une accélération des échanges gazeux.

Se basant sur ces faits, Gauthier (de Charolles), dont nous rapportons plus loin deux observations, a émis l'opinion que certains individus, normaux en apparence, sont atteints d'insuffisance thyroïdienne. Cette insuffisance se traduit après une fracture par un retard dans la consolidation ; de telle sorte qu'il est nettement indiqué d'administrer les préparations thyroïdiennes afin de rétablir le métabolisme physiologique.

Steinlen, dans un travail récent dont nous donnons plus loin l'analyse, exprime une opinion analogue : « Dans ces cas-là, dit-il, il manque visiblement, soit au tissu ostéo-gène, soit à tout l'organisme, un facteur qui est nécessaire pour la formation d'un cal régulier. Peut-être s'agit-il d'une fonction thyroïdienne insuffisante, et alors la médication spécifique est indiquée. Peut-être y a-t-il absence d'un autre facteur physiologique dont l'excitation thérapeutique de la fonction thyroïdienne peut amener la fabrication. »

Ce n'est là qu'une hypothèses. Nous verrons si les faits cliniques et expérimentaux viennent la confirmer.

Enfin le Dr Lambret (de Lille) a essayé la médication thyroïdienne dans des cas de fractures ordinaires, afin d'accélérer la consolidation. Quelques autres observations ont été publiées, nous verrons si les résultats obtenus peuvent être mis en parallèle avec les inconvénients du traitement.

CHAPITRE III

EXPÉRIMENTATION

Les expériences qui ont servi de point de départ à ce nouveau mode de traitement des fractures non consolidées, ont été rapportées par Hanau et Steinlein au Congrès de Francfort, 1896. Hanau avait supposé que la thyroïdectomie pouvait influer sur l'évolution du cal dans les fractures. Des expériences, faites sous sa direction par M. Steinlein, montrèrent que, chez les jeunes lapins rendus cachectiques par l'ablation de la thyroïde, le processus de réparation des fractures subissait dans son ensemble un retard très marqué; le cal se forme plus lentement, reste plus longtemps cartilagineux, n'atteint pas le volume habituel et se résorbe aussi plus tard. Pourtant la fracture finit par se consolider.

En rapportant ces expériences, Hanau avait annoncé qu'il se proposait d'étudier, tant au laboratoire que dans les services de chirurgie, l'influence de la médication thyroïdienne sur la guérison des fractures. Nous ne savons pas si Hanau a donné suite à son projet, mais il n'en est fait mention dans aucune des publications que nous avons parcourues.

Steinlein a publié tout dernièrement [1] une nouvelle série

[1] *Archiv für kliniche Chirurgie*, août 1899.

d'expériences dans lesquelles il confirme simplement les résultats précédents. Il résulte de ses recherches expérimentales que, chez les animaux ayant subi l'extirpation de la glande thyroïde, la formation, l'accroissement et la résorption définitive du cal se font d'une façon défectueuse, moins bien que chez les animaux normaux.

La glande thyroïde, dit-il, a une telle influence sur le développement du cal, que son ablation entrave sa formation et son accroissement. Elle se comporte vis-à-vis du cal comme vis-à-vis du cartilage de conjugaison des jeunes animaux, et l'on sait que chez l'animal jeune auquel on a enlevé la glande thyroïde, le cartilage de conjugaison persiste très longtemps au niveau des épiphyses, mais que son activité étant très faible, l'accroissement de l'os se fait avec une très grande lenteur ou même ne se fait pas.

M. Steinlein nous dit ensuite qu'il va instituer de nouvelles expériences. Il fera des fractures chez des animaux auxquels il aura préalablement enlevé la glande thyroïde, il les traitera par la médication thyroïdienne, et il verra si la consolidation est accélérée.

Ces expériences que M. Steinlein nous annonce, M. Veillon (de Toulouse) les a déjà faites, et il en a donné les résultats dans une thèse d'autant plus intéressante qu'il s'est servi d'une nouvelle méthode de l'examen radiographique[1].

Tout d'abord, il confirme les expériences de Hanau

---

[1] On lira avec intérêt dans sa thèse la façon de disposer le plâtre chez les animaux fracturés, afin d'étudier facilement la formation du cal par la radiographie.

et Steinlein. Chez les lapins adultes thyroïdectomisés, l'évolution du cal subit un retard de plusieurs jours constatable à *la palpation*, à *l'examen radiographique* et à *l'autopsie*.

Puis il nous donne cette notion nouvelle, que la présence ou l'absence de glandules parathyroïdes ne semble pas modifier les résultats de l'expérience.

Enfin, il étudie comparativement chez des animaux thyroïdectomisés *auxquels il injectait de la thyroïdine*, et sur des animaux sains, le temps nécessaire à la formation du cal. Sans insister sur le détail de ces dernières expériences, nous en donnerons le résultat.

Au quatorzième jour, le cal est à peu près de la même grosseur chez les deux sujets, environ 7 centimètres de circonférence. Mais lorsqu'on apprécie la consistance des pièces en pressant avec les doigts, on voit que le cal du lapin thyroïdectomisé cède à la pression en donnant une sensation d'élasticité très nette, tandis que celui du lapin sain est plus dur et à peine dépressible. Le cal du premier lapin se laisse couper facilement par le couteau ; sa consistance est celle du fibro-cartilage. Le cal du lapin sain oppose au contraire une résistance très marquée à la section ; il se produit une sorte de crépitement par la rupture des lamelles osseuses. Enfin, chez le premier lapin, entre l'os ancien et le bourrelet cartilagineux, il existe une couche molle très vasculaire, assez peu solide pour laisser une certaine mobilité entre les deux parties, qui se séparent en quelque sorte spontanément au cours de la décalcification. Chez le lapin sain, au contraire, pour détacher le cal de l'os ancien, il faut produire un certain effort et arracher en quelque sorte le tissu spongieux incomplètement ossifié qui s'implante à la surface de la diaphyse.

En somme si la néoformation cartilagineuse ne présente à l'examen extérieur aucune différence sensible chez les deux sujets, il est évident que le lapin thyroïdectomisé, *malgré les injections de suc tyroïdien,* présente un retard très net des phénomènes d'ossification.

Par la radiographie il est facile de voir le moment où apparaissent les premiers indices de l'ossification ; on aperçoit des taches noires sur un fond plus clair. Chez les lapins normaux, ces taches se sont montrées aux environs du huitième jour.

Chez deux lapins thyroïdectomisés auxquels il avait laissé les glandules parathyroïdes, le début s'est fait chez l'un le quinzième jour, chez l'autre le seizième.

Chez deux lapins qui avaient subi la thyroïdectomie totale, le début s'est fait le dix-septième jour.

Enfin, chez trois lapins thyroïdectomisés auxquels il donnait chaque jour des doses de thyroïdine, les premières opacités ont apparu le quatorzième jour.

Que signifient ces différences d'un ou deux jours entre les animaux simplement thyroïdectomisés et ceux qui, d'abord thyroïdectomisés, recevaient ensuite des injections d'extrait thyroïdien ? Weillon nous dit lui-même que les résultats ne sont pas toujours strictement comparables, parce que la grande mortalité des animaux gêne l'expérimentation, et qu'il faut toujours comparer entre eux des animaux de la même portée et sensiblement du même poids. D'ailleurs, ce qu'il faut surtout retenir, c'est que, tandis que les premiers indices d'ossification apparaissent le huitième jour chez des lapins sains, chez des lapins thyroïdectomisés *recevant ou non* des injections d'extrait thyroïdien, les premiers indices se montrent seulement au bout d'un temps double, c'est-à-dire vers le seizième jour.

Aussi M. Weillon a-t-il conclu : que les injections d'extrait thyroïdien faites à partir du jour de la fracture ne paraissent *atténuer que faiblement* les effets de l'état thyréoprive. Et M. Mossé, rapportant ces expériences au Congrès de médecine interne de Montpellier (1898), disait sans hésitation : « Il semble donc *théoriquement* que l'on ne puisse beaucoup compter sur l'opothérapie pour aider la consolidation rapide des fractures. »

EXPÉRIENCES PERSONNELLES

Nous avons entrepris dans le laboratoire de M. le professeur Ollier, et sous la direction de M. Gayet, son chef de clinique, une série d'expériences pour rechercher si sur des animaux sains la médication thyroïdienne pouvait accélérer la formation du cal ; malheureusement nous n'avons pu les mener à bien comme nous l'aurions désiré, et présenter sous forme de tableau des résultats indiscutables et notés au jour le jour.

Pouvait-il en être autrement ? Ces expériences présentent de grandes difficultés, et le temps que nous pouvions leur consacrer était bien limité !

Nous avons eu une mortalité très considérable, qui a paru être causée en partie par les injections thyroïdiennes. On ne peut examiner comparativement que des animaux de la même portée et du même poids. Il suffit que l'appareil d'immobilisation ait été moins serré chez un animal que chez l'autre ; il suffit que l'un d'eux ait fait un petit mouvement musculaire qui ait légèrement déplacé les fragments pour que les résultats soient faussés[1]. Deux animaux du même âge et du même poids peuvent consolider leur fracture en un espace de temps différent, de telle sorte qu'il faudrait faire l'expérience sur un très grand nombre d'animaux à la fois.

Par suite, nous ne pouvons donner des tableaux indiquant à jour fixe le moment où la consolidation s'est faite.

Etait-ce même bien utile ? Nous cherchions surtout à voir si les injections thyroïdiennes pouvaient amener une consolidation extra-rapide, en l'espace de quelques jours par exemple. Des observations que nous rapportons plus loin indiquent une consolidation obtenue en quinze jours, en dix jours, en cinq jours même (obs. de Quenu) ; expérimentalement pourrions-nous obtenir les mêmes effets ?

Nous n'avons rien obtenu de semblable. Ainsi un lapin auquel nous avions fracturé les deux os de la jambe sous anesthésie le 20 janvier, et auquel nous avions fait tous les deux jours une injection d'extrait glycériné de corps thyroïde[2] n'a présenté un cal nettement solide que le 23 février, c'est-à-dire au bout de trente-trois jours. Un autre lapin que nous avions fracturé dans les mêmes conditions et auquel nous n'avions pas fait d'injection a présenté un

---

[1] Ces mouvements sont presque impossibles à éviter, surtout en changeant les plâtres, de telle sorte que le seul procédé vraiment pratique serait celui de Weillon avec la radiographie.

[2] Nos injections étaient faites avec la solution suivante : corps thyroïde finement haché, 10 grammes ; glycérine, 40 grammes. On injectait tous les deux jours.

cal solide le 37° jour. Deux lapins fracturés le même jour,
le 29 mai, et dont l'un recevait des injections, ont eu leur
cal solide à peu près en même temps.

Nous pourrions citer d'autres exemples. Le résultat
a été toujours le même. Il ne nous a jamais semblé que
les injections d'extrait thyroïdien aient provoqué une consolidation plus rapide des fractures.

RÉSULTATS DE L'EXPÉRIMENTATION

Nous pouvons conclure de ces deux séries d'expériences :

1° Chez les lapins thyroïdectomisés, il y a un retard
dans la consolidation des fractures, et les injections d'extrait thyroïdien ne paraissent pas provoquer une consolidation plus rapide.

2° Chez les lapins sains, les injections d'extrait thyroïdien ne paraissent pas provoquer une consolidation plus
rapide des fractures.

Mais le dernier mot appartient à la pratique. Voyons
donc maintenant quels sont les résultats de la clinique.

CHAPITRE IV

OBSERVATIONS

Les observations doivent bien se compter par leur nombre, mais aussi par leur qualité. Il ne suffit pas de donner de la thyroïdine dans les cas de retard de consolidation, puis de noter la formation du cal quelques jours après et de dire *post hoc, ergo propter hoc...* Il faut encore qu'au moment où la thyroïdine a été donnée, il n'y ait eu aucun changement dans le traitement. Si, par exemple, le même jour on place un nouvel appareil et l'on donne de la thyroïdine, quelle sera de ces deux causes celle qui aura amené la consolidation ? De là ce premier précepte, c'est qu'il faut faire une critique après chaque observation.

De plus, tous les chirurgiens ont eu de ces surprises. Ils ont essayé tous les moyens pour amener la consolidation, ils commencent à désespérer, lorsqu'un beau jour, sans qu'on puisse s'en expliquer la raison, la consolidation se fait. Dans tous les cas de consolidation retardée, il faut savoir attendre, à moins, bien entendu, qu'on ne puisse diagnostiquer une cause locale, telle que l'interposition musculaire (Ollier).

Si le traitement thyroïdien coïncide avec un de ces

moments heureux, on sera exposé à lui attribuer un résultat qu'il n'aura pas provoqué. Pour juger cette médication, il faut donc un certain nombre d'observations donnant un résultat identique.

OBSERVATION II

(Gauthier de Charolles, *Lyon médical*, 27 juin 1897.)

Le 20 décembre dernier (1890), une jeune fille de la campagne, âgée de quinze ans, bien menstruée depuis deux ans, extraordinairement forte et développée pour son âge, d'une excellente constitution, sans adipose exagérée, se fait une fracture à la jambe gauche, au tiers inférieur, avec chevauchement des fragments, sans lésions appréciables des tissus.

La réduction est faite facilement. Un appareil plâtré est appliqué, ne provoque pas de douleurs, n'exerce pas de constriction gênante et ne mérite pas d'être resserré ou relâché après sa première mise.

La double attelle plâtrée avec étrier est enlevée au bout d'un mois, et l'on constate la coaptation parfaite des fragments, mais l'absence absolue de consolidation. La crépitation est très nette ; pas de cal fibreux. Du phosphate de chaux est prescrit alors, et continué jusqu'à la guérison.

L'appareil, remis en place, est enlevé à nouveau le 25 février ; même état que la première fois.

15 mars. — Je revois la blessée, avec mon ami le D' Chevalier, et nous constatons le même défaut absolu de consolidation ; le foyer de la fracture est toujours douloureux à la pression. Nous pratiquons ensemble le frottement des fragments, et nous conseillons d'appliquer successivement deux vésicatoires au niveau de la fracture.

Je revois la malade le 10 avril, et je ne constate toujours aucun changement. Il y a exactement cent dix jours que le membre est en appareil.

C'est alors que je me décidai à recourir à la médication thyroïdienne, dont j'avais jusqu'à ce jour repoussé l'emploi, à cause des dangers que ce traitement était réputé occasionner chez les jeunes sujets.

Je me procurai moi-même des lobes thyroïdiens de jeunes moutons, dont je fis préparer un sur glycérine, de façon à ce qu'une cuillerée à café de cet extrait correspondît à 1 gramme de substance thyroïde.

La malade en prit de six à dix cuillerées à café par jour. Les premiers jours elle se plaignit de vives céphalées, de rougeurs à la face, de vertiges, d'essoufflements.

Sachant que la médication thyroïdienne produit en général son effet dans la première quinzaine de son emploi, je revis la malade le 25 avril, et j'avoue que ma surprise fut grande en constatant une consolidation nettement établie. Une dose totale équivalente à environ 120 grammes de substance thyroïde avait été absorbée.

Aujourd'hui 20 mai, la malade, maintenue au lit jusqu'à ce jour par mesure de précaution, se lève et sent sa jambe très forte.

Je note qu'au palper, on reconnaissait au corps thyroïde de cette jeune fille un volume absolument normal.

Cette observation paraît tout à fait concluante. Une fracture n'est pas consolidée le cent dixième jour malgré une réduction et une immobilisation parfaites; on a essayé en vain d'activer le processus ostéogénique en frottant les fragments et en mettant des vésicatoires. On essaye la médication thyroïdienne en conservant l'appareil primitif; rien n'est changé dans la façon de traiter la malade, si ce n'est qu'on lui donne du corps thyroïde, et au bout de quinze jours la consolidation est obtenue.

S'agit-il d'une de ces surprises comme en réservent souvent les consolidations retardées ? Retenons ce fait que

— 33 —

le traitement, s'il a agi, a eu une action immédiate et
rapide; nous pourrons comparer avec ce qui s'est passé
dans les autres observations. Nous nous demandons
cependant pourquoi la malade n'a été autorisée à se lever
que vingt-cinq jours après une consolidation nettement
établie.

OBSERVATION III

(Gauthier de Charolles, *Lyon médical*, 27 juin 1897.)

Un homme de quarante-huit ans, bien portant, sans intoxication
ni diathèse, se fait, le 10 janvier dernier, une fracture par choc
direct, du tiers supérieur du radius ; le cubitus paraît intact.

Léger appareil plâtré, pour empêcher les mouvements de pronation et de supination.

Au bout de trois mois, il n'y a pas de consolidation. La crépitation dans les mouvements de torsion de l'avant-bras est très nette ;
le foyer de la fracture est douloureux et tuméfié ; le malade ne peut
se servir de son avant-bras.

Du 20 avril au 15 mai, la médication thyroïdienne est employée :
800 grammes d'extrait thyroïdien sont absorbés, soit 160 grammes
environ de substance active.

Après ce traitement, la crépitation disparaît, ainsi que l'enflure
et la douleur du foyer. Le malade n'éprouve plus qu'un peu de
gêne dans les mouvements de pronation et de supination ; mais le
bras est presque aussi fort que l'autre.

La glande thyroïde de cet homme était normale.

Dans cette observation, la médication aurait agi en
vingt-cinq jours. Le même appareil a été conservé pendant toute la durée du traitement.

Observation IV

*(Pascal, interne des hôpitaux, Archives générales
de médecine, 1898, t. II.)*

Le nommé M..., âgé de quarante-trois ans, entre le 20 novembre 1897 dans le service du D' Reclus, à Laënnec. Ce malade est porteur d'une fracture de jambe au tiers inférieur, d'un écrasement du tibia au tiers supérieur du même côté droit, fractures l'une et l'autre consolidées, et d'une fracture siégeant au tiers inférieur du fémur droit, non consolidée.

Ce malade, qui n'a eu aucune maladie antérieure, nous raconte que, le 1er juillet 1897, il a été précipité contre le tronc d'un peuplier par le cheval qu'il montait. La jambe a été prise entre le plan du cheval et l'arbre; le traumatisme a été tel que l'étrier a pénétré dans la chaussure et qu'on a dû le scier pour dégager le pied. La jambe droite a donc été fracturée directement; la fracture de cuisse a dû être indirecte, car, au dire du malade, elle se serait produite quand il a été précipité sur le sol.

Quoi qu'il en soit, le traitement est immédiatement appliqué; on place pendant huit jours le membre dans une gouttière en fil de fer, qui permet de panser les plaies multiples siégeant sur la face antérieure de la jambe, et dont l'une communiquait avec la fracture de l'extrémité supérieure du tibia, fracture à plusieurs fragments.

Au huitième jour, aucune suppuration ne s'étant produite, on remplace la gouttière par un appareil plâtré circulaire, tenant tout le membre inférieur, remontant jusque sous l'aisselle, et maintenu par une ceinture autour du tronc. On retire cet appareil cinquante-quatre jours après, et on constate, au commencement de septembre, un défaut de consolidation au niveau du tiers supérieur de la jambe et au niveau de la cuisse. On laisse pendant huit jours la jambe sans appareil, puis on installe l'extension continue pen-

dant douze jours. Enfin, une gouttière plâtrée est placée et laissée
un mois. Ceci nous conduit à la fin d'octobre.

On constate, à cette époque, que la consolidation n'est pas plus
avancée au niveau de la fracture du fémur. Le malade est alors
envoyé à Paris dans le service de M. Reclus.

A l'examen, on est frappé par l'augmentation de volume du
fémur au niveau de la fracture : le cal est énorme et fait saillie dans
les téguments, surtout au niveau de la face externe de la cuisse. Les
masses musculaires sont atrophiées. Le cal est dur, non douloureux. La mensuration du membre donne 6 centimètres de raccourcissement réel, portant sur la cuisse fracturée.

L'impotence fonctionnelle est presque complète : c'est à peine si
le membre couché peut soulever le talon du plan du lit. Si on lui
fait mettre pied à terre en le soutenant, on voit alors manifestement
le fémur s'incurver en dehors.

Enfin, si l'on cherche à constater le degré de la consolidation, on
constate une mobilité anormale très accentuée, surtout dans le sens
latéral, sans crépitation. Le genou droit est ankylosé en extension.
L'état général est excellent.

A son entrée à Laënnec, on applique l'extension continue et on
fait des séances quotidiennes de massage. Le 10 décembre, la
situation ne s'étant pas améliorée, M. Reclus décide une intervention chirurgicale que l'on remet à la semaine suivante.

C'est alors qu'avant l'intervention nous avons l'idée de soumettre
le malade au traitement par la glande thyroïde.

Après un examen médical soigné du malade et une analyse des
urines, on donne à M..., et chaque matin pendant huit jours, une
glande thyroïde fraîche de mouton que le malade prend crue.
L'examen des urines quotidien indique au troisième jour une élimination marquée de phosphates et de chlorures, mais pas de traces
d'albumine. Le malade n'accuse aucun malaise; cependant, par
prudence, le traitement est suspendu au bout d'une semaine pendant
cinq jours; puis pendant une nouvelle période de huit jours, le
même traitement est recommencé. Il semble déjà que progressivement la consolidation s'opère, en même temps que le cal diminue
de volume; malheureusement, il n'avait pas été mesuré.

A la fin de cette deuxième période, aussi bien supportée que la première, il est certain que la consolidation s'est faite. Cependant, le malade est maintenu au lit. Après un repos de quatre jours, M... reprend encore cinq glandes thyroïdes en cinq jours. Mais désormais il soulève franchement son membre inférieur, et si on essaye de provoquer les mouvements de latéralité si marqués au début, on n'y parvient plus.

Dès lors, nous faisons lever le malade au vingt-huitième jour. Le fémur ne fléchit plus sous le poids du corps. La marche s'effectue progressivement, avec des béquilles d'abord, puis avec des cannes. Le malade, étant resté cinq mois au lit, éprouve une fatigue rapide, mais le fémur supporte passablement le poids du corps, ce dont le malade se rend d'ailleurs parfaitement compte.

Quant au cal, il avait disparu environ le quart ou le tiers de son volume. Nous avons suivi le malade jusqu'à ces jours-ci ; la guérison s'est maintenue parfaite, et la marche s'effectue aujourd'hui sans difficulté.

Ce malade est intéressant à plusieurs points de vue. Remarquons d'abord que de trois fractures faites en même temps, l'une s'était consolidée assez rapidement, une autre un peu plus lentement (ce qui est assez fréquent pour les fractures au tiers supérieur de la jambe), et la troisième présentait un retard très marqué, de telle sorte que l'on peut se demander si dans cette dernière fracture (fracture de cuisse à la partie inférieure), ce n'était pas l'état local (ici l'immobilisation insuffisante) qui empêchait la consolidation.

De plus, cette fracture de cuisse n'a commencé à être traitée convenablement que du jour où a été faite, à l'hôpital Laënnec, l'extension continue. On nous dit que cette extension continue n'ayant pas donné de résultat au bout de vingt jours (20 novembre, 16 décembre), on s'est décidé à donner de la glande thyroïde, et que vingt-neuf jours plus tard le malade pouvait soulever son membre et n'avait plus de mouvements de latéralité. Est-ce la médication thyroïdienne qui a agi ? Ne peut-on admettre que l'extension continue a exercé son action un peu lentement. Nous croyons que cette observation ne peut pas entraîner la conviction.

OBSERVATION V

(Quénu, *Société de chirurgie*, 30 novembre 1898.)

Jeune fille, vingt-quatre ans. Pas d'antécédents. Le 23 avril 1898, à 8 heures du soir, la malade se tord la jambe en descendant l'escalier, violente douleur, elle veut poser son pied à terre, le membre fléchit, et l'extrémité inférieure du fémur perfore les téguments, fracture par torsion avec perforation secondaire des ligaments sur la ligne médiane à 4 centimètres au-dessus du bord supérieur de la rotule.

Deux médecins tentent en vain la réduction. A minuit, on la conduit à l'hôpital. Fracture compliquée de cuisse au tiers inférieur, saillie du fragment supérieur taillé en biseau, aux dépens de la face postérieure, l'os est dépériosté sur une hauteur de 3 centimètres. Le genou est énorme, hémarthrose assez considérable, hématome périarticulaire.

Débridement vertical de la plaie, résection de 1 cm. 50 du fragment supérieur ; la réduction faite, on sent un trait de fracture vertical séparant les deux condyles, extraction d'une esquille à la face postérieure du fémur, contre-ouverture externe, drainage, pansement avec attelle postérieure.

Etat local parfait pendant cinq jours, l'hémarthrose s'est en grande partie résorbée. Extension continue.

28 avril. — Suppuration. La face postérieure du fémur est

dénudée, l'état du membre est tel bientôt que l'on songe à une amputation. La suppuration dure jusqu'au mois de septembre, c'est-à-dire quatre mois. Après élimination d'une esquille, elle cesse graduellement, disparaît vers le 10 septembre.

A cette époque aucune trace de consolidation, le membre est ballant.

15 septembre. — Début du traitement thyroïdien. Les reins fonctionnent bien, rien au cœur.

Administration de capsules de thyroïdienne (vu la température, il était impossible de se procurer du corps thyroïde frais); cinq jours de traitement.

Le pouls est toujours resté à 80, 16 respirations, les urines à 900 grammes chargées de phosphates. Consolidation telle au bout de ces cinq jours, que le surlendemain, avec un silicate, la malade se lève et marche. Actuellement, la malade marche en s'appuyant sur une canne; elle conserve son silicate à cause de quelques mouvements de latéralité dans son genou.

Cette observation est de celles « où le résultat est si brillant, qu'il paraît trop beau » (Potherat). Le traitement thyroïdien a été commencé juste au moment où la suppuration venait de cesser, c'est-à-dire juste au moment où la consolidation allait se faire, ce qui atténue déjà la valeur de l'observation.

De plus, ce traitement aurait amené, en cinq jours, une consolidation telle que la malade aurait pu marcher avec un silicate. Nous nous permettons d'ajouter que cela nous fixe très peu sur le degré de consolidation, car avec un silicate on peut faire marcher des fracturés à peine consolidés.

La thyroïdine a peut-être eu une action, mais l'observation n'est pas concluante.

Observation VI (Folet).

(Gazette hebdomadaire, 26 février 1899.)

Vers le milieu d'octobre dernier, un homme fut placé dans ma salle Saint Jean, porteur d'une fracture en biseau du tiers inférieur de la jambe. Après quelques jours d'attente, le dégonflement obtenu, je lui appliquai la gouttière contentive plâtrée, avec l'intention de lui poser le surlendemain l'étrier ambulatoire. Mais ayant été très chargé, les jours suivants, de besogne et d'opérations, nous oubliâmes complètement le blessé, qui, ne souffrant nullement, ne se plaignit pas et ne réclama point. Ce ne fut qu'au bout de quinze jours que l'on s'avisa de la chose, et le malade ne semblait point pressé de se lever; la fracture paraissant d'ailleurs bien maintenue, je le laissai achever dans son lit le temps nécessaire à la consolidation.

Mais quand j'enlève l'appareil vers la fin de novembre, la solidification ne s'est pas effectuée. Les deux fragments tibiaux sont unis par des liens fibreux, assez denses et serrés pour que le membre puisse être levé en bloc au-dessus du plan du lit; mais, quand on empoigne ces fragments, ils remuent un peu l'un sur l'autre, et si l'on porte en arrière le fragment inférieur, on fait légèrement saillir la pointe biseautée du supérieur.

J'ai l'habitude de traiter ces pseudarthroses par la marche méthodique.

. . . .

Il faut souvent par ce moyen, six à huit semaines pour obtenir la solidification d'une fracture à cal retardé; mais on constate d'ordinaire, au bout de quelques jours, un resserrement dû à la pseudarthrose, une diminution de la mobilité. Ici, au bout de deux semaines, les fragments semblaient jouer l'un et l'autre tout autant que le premier jour.

Sur ces entrefaites, je lus dans les *Bulletins de la Société de chirurgie*, 6 décembre 1898, les deux observations de M. Quenu et de M. Reclus. Frappé de ces affirmations si nettes, ayant constaté, du reste, que mon malade ne présentait aucun symptôme cardiopathique et que ses reins fonctionnaient bien, je lui fis administrer la thyroïdine sous la forme que m'offrait la pharmacie de l'hôpital, c'est-à-dire en pastilles de thyroïdine Flourens, « représentant, dit l'étiquette, 20 centigrammes chacune de corps thyroïde de mouton frais et sain. Trois pastilles par jour une heure avant le repas. Le malade continue à marcher deux heures par jour.

Je dois à la vérité de dire qu'au quatorzième jour de ce traitement, la consolidation presque complète était acquise et que le malade, marchant solidement sur sa jambe (soutenue, par précaution, au moyen de deux attelles), voulut absolument sortir de l'hôpital. Quelle part est due dans ce résultat à la déambulation méthodique, quelle part au médicament ? Il me semble, probable que la plus grande revient à la thyroïdine. Comment agit-elle ? Agira-t-elle dans tous les cas ? Je ne sais. Ce fait est tout simplement un document d'attente à ajouter aux faits analogues. Toujours est-il que dans les retards inexpliqués de consolidation on sera en droit de songer à la thyroïdine.

M. Folet juge lui-même son observation en se demandant quelle part dans ce résultat est dû à la déambulation, quelle part au médicament ? M. Folet nous dit que dans le traitement par la déambulation, la consolidation met six à huit semaines pour se faire, et il a donné la thyroïdine au bout de deux semaines. Est-ce la thyroïdine qui a amené la consolidation en quatorze jours, ou la déambulation qui l'a produite en quatre semaines, au bout desquelles la consolidation n'était d'ailleurs pas tout à fait complète ? L'observation est douteuse.

Observation VII (Folet).

(*In* thèse Van Heddeghen, Lille, 1890.)

J. T..., quarante-cinq ans. Entré à l'hôpital Saint-Sauveur, le 23 janvier 1890. Le malade, mécanicien au chemin de fer, est tombé de sa locomotive. Il ressentit une violente douleur au niveau du pied gauche et, en se relevant, s'aperçut que ce pied était dévié en dehors.

A son entrée, on voit le membre couvert de phlyctènes. Du côté du péroné on trouve : douleur très vive à la partie inférieure, déformation en coups de hache, crépitation. Au niveau de la malléole interne qui est fracturée, le fragment supérieur du tibia est tout à fait sous la peau qui est très amincie.

Le 24 janvier, on fait la réduction de la fracture, et on met un appareil plâtré.

Le 20 février, on enlève cet appareil. La peau s'est sphacélée au niveau de la malléole interne ; il existe des bourgeons charnus exubérants qui sont cautérisés. La consolidation n'est pas obtenue, des mouvements de latéralité assez étendus sont encore pénibles.

Cette consolidation tardant encore, on donne, le 12 avril, trois pastilles de thyroïdine par jour, de 20 cent grammes chacune. Le 22 avril, la jambe était solide et, le 30, li malade quittait l'hôpital.

Cette observation est bonne, puisqu'au moment où la thyroïdine a été donnée il n'y a eu aucun changement dans le traitement.

La thyroïdine, à la dose de 60 centigrammes par jour, aurait accéléré la consolidation qui se faisait attendre, mais qui avait déjà commencé. Nous croyons que cette accélération est assez difficile à apprécier. Néanmoins, c'est un cas à retenir.

A. S.   4

Observation VIII (Folet.)

(*In* thèse Van Heddeghen, Lille, 1899.)

A peu près à la même époque, un malade identique, employé du chemin de fer, se trouvait salle Saint-Jean, n° 7. Nous n'avons pu retrouver l'observation qui a été égarée ; aussi ne mettons-nous pas les dates. Cet homme présentait également un retard de consolidation d'une fracture de jambe, survenue quelques jours avant celle de son collègue ; la glande thyroïde lui fut donnée en même temps avec le même succès. En l'espace d'une dizaine de jours, la consolidation était obtenue. Tout le monde dans le service se rappelle très bien ce malade que nous nous contentons de mentionner étant donné l'imprécision de nos renseignements.

Cette observation a peut-être de la valeur, mais il nous est difficile de l'analyser.

Observation IX

(L. Feris, *Gazette médicale de Turin*, 15 juin 1899.)

Femme de quarante-six ans. Fracture compliquée de la jambe au tiers inférieur, inflammation du foyer, résection de 8 centimètres de tibia, le périoste pouvant être conservé. La plaie se déterge ; comme le membre tend à se raccourcir, on intercale entre les deux fragments du tibia un morceau d'humérus stérilisé. L'état général est redevenu bon, mais trois mois après le traumatisme, deux mois et demi après la résection il n'y a pas trace d'ossification. On donne alors de la thyroïdine ; quelques jours plus tard, on commence à percevoir un cylindre osseux qui se forme ;

— 43 —

au bout d'un mois, on fait sauter le fragment d'humeur, le cylindre
est déjà résistant, puis peu à peu la cavité que l'on tamponnait se
rétrécit et se comble et, après quatre mois de traitement thyroïdien, le malade a récupéré une jambe solide.

Cette observation est fort intéressante, puisque le traitement thyroïdien aurait provoqué la régénération osseuse
après une résection osseuse sous-périostée de 8 centimètres. La formation de l'os qui se faisait attendre depuis
deux mois et demi aurait commencé quelques jours après
le début du traitement. La médication a été prolongée
pendant quatre mois.

Observation X

(L. Feria, *Gazette médicale de Turin*, 15 juin 1899).

Homme de cinquante-trois ans, fracture du radius gauche à sa
partie moyenne ; cal exubérant s'opposant à la supination : résection sous-périostée du cal. Trois mois plus tard, la mobilité des
fragments persiste entière. On donne alors de la thyroïdine et, au
bout d'un mois, la consolidation est obtenue.

Cette observation n'est pas assez complète ; il nous est
impossible de l'apprécier.

OBSERVATION XI
(Tronchet de la Rochelle).

Communication de M. Pothérat à la Société de chirurgie
(20 novembre 1899).

Il s'agit d'un homme de cinquante ans. Cet homme fait une chute violente dans un escalier qu'il descendait avec un lourd fardeau. Il tombe à la renverse ; le fardeau, une table, atteint sa jambe gauche et la fracture à trois travers de doigt de la mortaise tibio tarsienne. La fracture est comminutive ; elle donne à l'exploration la sensation d'un sac de noix, le fragment inférieur fait une forte saillie en avant. Cependant sous le chloroforme, la réduction complète peut être obtenue ; elle est maintenue à l'aide d'un appareil plâtré.

Cet appareil est supprimé au bout de quinze jours et le massage institué, mais la déformation réapparaît ; au bout de six ou sept jours le massage est supprimé à son tour et l'immobilisation rétablie. Au trente et unième jour, le massage est repris et continué pendant dix jours encore. Mais de nouveau le fragment inférieur fait saillie et le massage cesse pour reprendre vers le trentième jour ; il est régulièrement continué. Tout gonflement a disparu, la jambe est devenue d'aspect normal, mais au quatre-vingtième jour il persiste encore de la mobilité au niveau du foyer de la fracture, et cependant cet homme ne présente aucune tare héréditaire ou personnelle et ses urines, examinées à plusieurs reprises, sont normales.

Outre le massage, M. le Dr Tronchet avait vainement employé le phosphate de chaux à hautes doses, les frictions excitantes, voire même l'initiation du foyer (il ne dit pas par quel procédé).

C'est sur ces entrefaites que M. le Dr Tronchet ayant lu une communication sur l'emploi de la thyroïdine dans les consolidations osseuses, pensa que c'était l'occasion d'en essayer l'emploi. Il fit

prendre à son malade, chaque jour, cinq puis six tablettes de
10 centigrammes de thyroïdine.

Sous l'influence de ce traitement, « la pseudarthrose disparaît à
vue d'œil » et au bout de quinze jours la consolidation était complète, solide. La médication fut alors cessée, et la guérison s'est
maintenue ; elle est parfaite, car il ne persiste aucune déformation.

Cette observation est à retenir ; la consolidation aurait
été obtenue en quinze jours. Malheureusement, l'observation ne nous dit pas quel fut le traitement local du
membre fracturé pendant toute la durée de la médication.

OBSERVATION XII (Tronchet).

Communication de M. Potherat à la Société de chirurgie
(20 décembre 1899).

Homme de cinquante-six ans, qui a fait une chute dans un escalier et s'est fracturé la dixième côte du côté gauche en un point
qui n'est pas indiqué dans l'observation.

La fracture se décèle par une douleur localisée et de la crépitation à la palpation ou dans les efforts de toux. Le traitement a
consisté en : application de sangsues, puis bandage de corps et
« demi-cuirasse de diachylon ». Cette cuirasse fut renouvelée à
plusieurs reprises, le repos conseillé au malane, du glycérophos-
phate prescrit. Néanmoins au trente-cinquième jour, il persistait
encore du frottement entre les deux fragments, donc la consolidation ne s'était pas effectuée. Ici encore l'examen des urines donnait un résultat normal. Le passé du sujet n'offrait rien de spécial
au point de vue pathologique ; toutefois cet homme était un éthylique avéré.

La médication thyroïdienne fut instituée à partir du trente-cinquième jour, à base de cinq à six tablettes de 10 centigrammes chaque jour. Rapidement la mobilité anormale disparut et, au bout de dix jours la consolidation semblait effectuée.

Mais le onzième jour, le malade était pris d'aphasie avec diminution de la sensibilité et de la motilité de tout le côté droit. La médication fut supprimée. Que devinrent les accidents cérébraux ? le D' Tronchet ne le dit point ; il se demande toutefois si ces accidents sont dus à la médication ou s'ils sont le fait de l'alcoolisme. Il fait remarquer que l'alcoolisme provoque fréquemment l'hémorragie cérébrale et, pour lui, c'est l'intoxication éthylique seule qu'il faut incriminer ici. Je ne serais pas aussi affirmatif que notre confrère.

Nous croyons aussi que le traitement thyroïdien, dont les inconvénients ont été exagérés chez les personnes saines, peut être dangereux chez les alcooliques.

La fracture semblait consolidée le dixième jour.

Observation XIII

(L. Dejace, *Le Scalpel*, 8 octobre 1899, publié dans
la Médecine moderne du 8 novembre 1899).

Un garçon de quatorze ans atteint d'une fracture du fémur gauche, présentait une pseudarthrose de l'os fracturé ; je le vis il y a quatre ans environ. Je lui fis prendre trois capsules de corps thyroïde de Vigier par jour et réappliquait un appareil permettant la marche. Après un mois la fracture était consolidée.

Mais l'auteur ajoute qu'avant de commencer le traitement il avait soumis le jeune sujet à l'avivement des fragments par simple frottement."

Frottement des fragments. Nouvel appareil. Thy-

roïdine. Trois traitements le même jour ; lequel a
agi ?

OBSERVATION XIV (L. Dejace).

Une jeune fille de dix-sept ans, atteinte d'une fracture de l'humérus gauche et qui avait été soumise au massage, n'était pas
consolidée deux mois après l'accident. Je lui administrai par jour
quatre capsules de corps thyroïde et fis continuer simplement le
massage. Après un mois et demi de traitement, la patiente pouvait
se servir du membre blessé.

Le traitement aurait agi en un mois et demi. L'observation est à retenir.

OBSERVATION XV

(Rapportée par Steinlein, *Archiv für klinische Chirurgie*,
t. LX, p. 217.)

Le Dr Stahel, médecin assistant à Glarus, n'a obtenu dans un
cas de pseudarthrose aucune amélioration par la médication
thyroïdienne.
Observation négative.

OBSERVATION XVI (rapportée par Steinlein).

Le Dr Kappeler, médecin des hôpitaux à Constance, dans un
cas de fracture à guérison difficile, a obtenu par l'ingestion de
préparations thyroïdiennes une accélération de la consolidation.

OBSERVATION XVII (Société de Chirurgie, 30 novembre 1808).

M. Reclus, pour des retards de consolidation, a employé la thyroïdine avec un résultat négatif.

Toutes les observations que nous venons de rapporter peuvent être classées en trois groupes :

1° 5 observations où le traitement thyroïdien a semblé avoir une action (obs. II, III, VII, XI, XIV).

2° 7 observations où l'on ne peut apprécier l'action du traitement thyroïdien. La consolidation s'est faite. Mais on ne peut savoir la part qui revient à la thyroïdine et la part qui revient au traitement local (obs. IV, V, VI, XIII, X, XIII, XVI).

Quelques-unes de ces observations ne peuvent être bien appréciées parce qu'elles ne sont pas suffisamment complètes.

3° Plusieurs observations où la thyroïdine a été donnée et où la consolidation ne s'est pas faite (obs. XV, XVIII).

Deux observations doivent être mises à part : obs. IX (régénération de l'os après une résection); obs. XII (mort du malade).

OBSERVATIONS PRISES

DANS LE SERVICE DE M. LE PROFESSEUR OLLIER

Les six observations qui suivent ont été prises dans le service de M. le professeur Ollier. Dans six cas de retard de consolidation, on a donné, soit du corps thyroïde en nature, soit de la thyroïdine et, dans quelques cas, la médication a été prolongée pendant assez longtemps.

Chez tous ces malades, après une auscultation soigneuse et une analyse des urines, on surveillait attentivement pendant toute la durée de la médication, le cœur, la respiration et la température. Une seule fois, chez un malade, qui prenait une dose assez forte (deux corps thyroïdes de mouton chaque jour), nous avons observé, le quinzième jour, quelques phénomènes d'intolérance qui se sont traduits par une petite accélération du pouls, quelques vomissements avec dégoût des aliments.

Nous rapportons ces observations aussi exactement que possible, et nous en faisons la critique. Nous verrons, à la suite, quelle conclusion nous pouvons en tirer.

Observation XVIII (inédite.)

(Service de M. le professeur Ollier.)

M. A..., de Lyon, domestique, âgée de dix-neuf ans, qui est admise au n° 19 de la salle Saint-Pierre, le 14 décembre 1808, réglée à seize ans, bonne santé habituelle, assez vigoureuse.

Elle venait de se casser la jambe en sautant d'une table à terre et avait été presque immédiatement transportée à l'hôpital.

Le lendemain, M. Gayet, chef de clinique, constate une fracture du tibia au tiers moyen avec léger chevauchement. Il fait la réduction et lui met un plâtre immédiatement.

Le 4 janvier (vingt et un jours après sa fracture), comme la consolidation n'avait pas commencé, on lui donne tous les matins un corps thyroïde de mouton, et l'on cesse la médication le 18 janvier. A ce moment, on constate la formation du cal, la jambe paraissait assez solide.

Mais quelques jours après, le 25 janvier, en essayant de s'appuyer sur sa jambe, la malade sent sa jambe fléchir et elle tombe.

On l'immobilise de nouveau, et du 1er au 8 février, on lui donne chaque jour un corps thyroïde de mouton. Mais la consolidation ne se fait pas, et on abandonne la médication.

On continue l'immobilisation, puis on fait du massage; mais la malade demande à sortir le 20 mars. A ce moment, elle était à peu près consolidée.

A noter que pendant tout le cours de la médication thyroïdienne elle n'avait présenté aucun symptôme d'intoxication.

Elle a été revue le 20 octobre ; elle nous raconte que sa jambe a été tout à fait solide seulement vers le 1er juillet.

A l'examen, sa jambe gauche est très amaigrie, on constate un cal un peu exubérant à la portion moyenne du tibia ; formant à la portion antérieure une petite bosse presque de la grosseur d'une noix.

La médication thyroïdienne a-t-elle eu une action ? Nous l'avons cru, car le cal s'est formé avec une grande rapidité, en quatorze jours. Mais le cal était peu solide, puisqu'au moment où la malade a posé son pied à terre, vingt et un jours après le début du traitement thyroïdien, il a fléchi et qu'elle est tombée à la renverse.

Notons encore que le traitement a été ensuite repris pendant huit jours et qu'il n'a eu aucune action.

L'action de la thyroïdine est donc ici très douteuse, probablement nulle.

OBSERVATION XIX (inédite).

(Service de M. le professeur Ollier).

V. L..., âgé de vingt-deux ans, menuisier. Pas de syphilis ni d'alcoolisme, très bon état général, couché au n° 11 de la salle Saint-Sacerdos où il entre le 5 juillet 1898.

Le 20 septembre 1897, il fait une chute en poussant dans un escalier un tonneau plein de 120 litres. Le malade allait à rebours en tirant le tonneau ; son pied glisse, il tombe à la renverse et roule les douze dernières marches de l'escalier les pieds en bas, étendu sur le ventre. Le tonneau roulant derrière lui vient frapper la face postérieure de l'extrémité supérieure de la cuisse droite qui est fracturée.

Le même jour, le rhabilleur opère des tractions sur le membre, ne place pas d'appareil, mais ordonne au malade de rester seulement étendu sur le dos.

Un mois après, le rhabilleur, en examinant la fracture, déplace les fragments, le fragment inférieur remonte et le raccourcissement qui n'était que de 3 centimètres devient beaucoup plus considérable. La douleur est excessivement vive dans tous les mouvements du tronc et du membre inférieur opposé. Pendant sept mois, le malade reste au lit, puis il commence à se lever deux heures par jour sur un fauteuil à côté de son lit, mais sans pouvoir marcher même avec des béquilles.

Le 3 juillet 1898, il entre à la clinique. On constate la présence d'une tumeur volumineuse occupant le côté externe de la partie supérieure de la cuisse droite. La palpation montre une déformation considérable du fémur. Par la radiographie, on voit que le fragment inférieur comprenant les deux tiers de la diaphyse est très remonté. Le fragment supérieur a basculé, de telle sorte que son extrémité diaphysaire est au-dessus de l'épiphysaire et forme avec le fragment inférieur un angle aigu ouvert en bas et en dedans. Sur la radiographie, on détermine difficilement la position du trochanter.

La mensuration de l'épine iliaque à la pointe de la malléole donne du côté sain 92 cm. 5, du côté fracturé 78,5, il y a donc un raccourcissement de 14 centimètres.

On installe une traction avec contre-extension, et les poids sont successivement portés de 2 à 7 kilogrammes.

Le 16 juillet, le raccourcissement n'est que de 11 centimètres, on a donc gagné 3 centimètres par l'extension.

Le même jour, M. le professeur Ollier pratique l'extension manuelle sans anesthésie. Il se produit des craquements au niveau de la fracture. La mensuration faite immédiatement donne : membre sain, 92,5 ; membre fracturé, 85,5.

Le raccourcissement n'est plus que de 6 centimètres.

On immobilise au moyen d'une attelle plâtrée pelvi-dorso-pédieuse.

1er août. — On enlève l'appareil plâtré. Le fragment inférieur est remonté de 2 centimètres. On installe la traction sur chariot mobile avec grande extension, et les poids sont portés de 4 à 7 kilogrammes le 10 août.

Les mensurations faites au mois d'octobre donnent, pour le membre sain, 92,5; pour le membre fracturé, 87.

Vers le milieu de décembre, on commence la médication thyroïdienne ; on lui donne chaque jour un corps thyroïde d'agneau. Puis, comme le malade ne le prend qu'avec difficulté, on lui donne à partir du 3 janvier des tablettes de thyroïdine, deux par jour. La médication est continuée jusqu'au 15 mars avec des interruptions de huit jours toutes les deux semaines.

A peu près vers le commencement de février, on note que la consolidation se fait petit à petit. Elle se poursuit après la cessation de la médication.

Vers le 25 mai, on lui met un silicate, et il est envoyé le 12 juin dans un hôpital de convalescence.

Dans cette observation, la médication thyroïdienne a été prolongée pendant près de trois mois. Comme le malade était traité depuis plusieurs mois par l'extension continue qui n'avait pas produit la consolidation, et que le même appareil extenseur a été laissé pendant toute la durée du traitement thyroïdien, il semble bien que celui-ci ait joué un rôle dans la formation du cal.

Pour être assuré, cependant, qu'il ne s'agit pas d'une simple coïncidence, il faudrait un certain nombre d'observations analogues.

Observation XX (inédite).

(Service de M. le professeur Ollier).

T... J., cultivateur, âgé de trente-six ans, marié, pas d'enfants ; vigoureux, pas de syphilis ni d'alcoolisme; admis le 21 mars au n° 34 de la salle Saint-Sacerdos.

Sa fracture remonte au 27 décembre 1898. Ce jour-là il était adossé contre un arbre entre les deux brancards relevés d'une charrette; quelqu'un fit retomber les brancards, et la barre qui les rejoint lui tomba sur la jambe gauche.

Un rebouteur, appelé, vit qu'il y avait fracture au tiers inférieur de la jambe et, après un pansement sommaire, car il y avait une légère plaie, mit sa jambe dans un appareil, sorte de caisse en bois, qui l'immobilisait très imparfaitement et laissait son pied ballant.

Deux mois après, à la fin de février, sa jambe n'était pas du tout consolidée. Le 18 mars, il essaie de se lever, mais à peine a-t-il posé son pied à terre, que sa jambe fléchit et qu'il tombe à la renverse. Il se décide à entrer à l'hôpital.

Le 21 mars, jour de son entrée, on voit qu'il y a un léger chevauchement. On lui met, pendant deux jours, un appareil à extension continue, et le troisième jour un appareil plâtré.

Le 10 avril, après seize jours d'immobilisation, on commence le traitement thyroïdien, chaque matin deux corps thyroïdes de mouton.

Le 22 avril, on note que la consolidation se fait ; les mouvements de latéralité sont bien moins nets.

Le 1er mai on cesse le traitement, le malade avait un peu de tremblements de doigts, mais pas d'exophtalmie ni de palpitations.

Le 8 mai on note que la consolidation est parfaite. Il peut soulever la jambe, le cal est un peu exubérant; les articulations du genou et du cou-de-pied sont légèrement ankylosées par suite de l'immobilisation.

Comme il présente un peu d'équinisme, on installe un lien élastique relevant la partie antérieure du pied et s'attachant à la tête du lit.

Le 18 mai l'équinisme persistant, M. le professeur Ollier lui fait la section du tendon d'Achille sous anesthésie, et l'immobilise ensuite en bonne position dans un appareil plâtré.

Le 10 juin, ablation du plâtre, résultat parfait ; le malade commence à marcher et peut sortir de l'hôpital quelques jours après.

Ce malade n'a commencé à être convenablement traité que du jour où il est entré à l'hôpital. Son observation n'est pas concluante ; il aurait fallu, avant de donner au malade du corps thyroïde, le laisser immobilisé au moins pendant un mois, tandis que la médication a été donnée à peine quinze jours après le début de l'immobilisation. De plus, la consolidation s'est faite lentement comme dans une fracture ordinaire.

Notons encore que le traitement thyroïdien assez intensif a été très bien supporté par le malade.

OBSERVATION XXI (inédite).

(Service de M. le professeur Ollier).

B... L., de Caluire (Rhône), polisseur sur métaux, quarante-sept ans, qui est admis au n° 41 de la salle Saint-Sacerdos, le 9 octobre 1898.

Il venait de faire une chute dans laquelle la rotule avait heurté le bord d'un trottoir, d'où il était résulté une fracture transversale de cet os, sans plaie des téguments.

Hémarthrose considérable du genou ; les deux fragments dans la rotule présentant un écartement de 5 centimètres.

Cinq jours après, M. Chandelux fait sous anesthésie la suture des deux fragments [1].

Le 9 janvier, le malade, qui marchait depuis quelques jours dans la salle, fait une première sortie au dehors de l'hôpital. Après avoir marché assez longtemps, et étant peut-être en état d'ivresse, le malade a fait une chute d'où est résultée une fracture itérative de la rotule avec rupture de la peau et large ouverture de l'articulation, à peu près d'un ligament latéral à l'autre. On le rapporte à l'hôpital où M. Gayet, chef de clinique, le voit le soir même. Il pratique des lavages abondants au sublimé et à l'eau boriquée, enlève tous les caillots et constate l'intégrité des ligaments croisés. Il fait ensuite une suture osseuse par deux fils métalliques et une suture de la peau au-devant de la rotule [2], laissant les parties latérales de la plaie correspondant aux ailerons béantes pour permettre un lavage articulaire. Malheureusement, dès le lendemain, la température s'élève et, après avoir tenté de la combattre par des lavages phéniqués, on se voit obligé d'enlever tous les fils, y compris les fils osseux (dix jours après, 19 janvier).

On constate un abcès sur le condyle interne tibial dont l'incision évacue deux cuillerées de pus. Après lavage abondant, on remet le malade en extension dans un plâtre sous un pansement exclusif.

Quinze jours après, le 3 février, la température commence à s'élever, on refait le pansement. La plaie cutanée s'est réunie au-devant de la rotule, mais au-dessous de la peau les deux fragments rotuliens sont mobiles et réunis seulement par la peau, sans aucune trace de cal.

Le 10 février, on commence à donner de la thyroïde deux lobes par jour. Le 18 février, on constate avec étonnement que les deux fragments sont en partie consolidés. On continue le traitement pendant huit jours encore.

[1] V. pour détails, Communication de M. Chandelux à la Société de Chirurgie de Lyon (déc. 1898.)

[2] A noter une friabilité extrême de la rotule et la découverte d'un reste de fil de la première suture brisé lors de l'ablation des fils par M. Chandelux le cinquante-troisième jour.

10 mars. — La rotule, on le constate à nouveau, est absolument solide, mais il y a de la mobilité latérale et de nouvelles fusées purulentes sous-cutanées tout autour du genou. Incisions, drainage.

14 avril. — Le pus commence à tarir, mais l'état du malade est profondément cachectique.

5 mai. — Suppuration entièrement tarie. Atrophie musculaire très marquée. Ankylose partielle.

1er juin. — Part pour l'asile de convalescence.

1er août. — Revient en bon état général, mais ankylose presque complète. Cependant la rotule est mobile, ses deux fragments réunis et soudés l'un à l'autre.

Le malade refuse toute tentative de mobilisation de son articulation; on le renvoie avec un silicate pour parfaire l'ankylose.

5 novembre. — Le malade est revu, il marche facilement sans bandage, le genou ankylosé.

Dans cette observation, il faut mettre de côté tout ce qui est relatif aux accidents articulaires, suppuratifs et autres; il faut ne considérer que ce qui s'est passé au niveau de sa fracture.

Le malade est opéré le 9 janvier.

Le 3 février, c'est-à-dire un mois après, il n'y a pas trace de consolidation.

Le 10 février, sans qu'il y ait changement dans le traitement local, on donne le corps thyroïde (deux lobes par jour), et le 18, on constate avec étonnement que la consolidation est en partie faite. Le traitement est continué pendant quelques jours et, le 10 mars, la consolidation est parfaite.

Le traitement thyroïdien a paru avoir une certaine action.

Observation XXII (inédite)

(Service de M. le professeur Ollier.)

E. A...., cocher, âgé de soixante-deux ans, vigoureux.

Avoue de grands excès alcooliques, entre le 16 juillet 1899, au n° 34 de la salle Saint-Sacerdos.

Le jour même, 16 juillet, le malade avait fait une chute de voiture, une roue de la voiture était passée sur sa jambe droite et avait fait une fracture à la partie moyenne du tibia et du péroné.

Le malade est mis pendant trois jours dans une gouttière, puis immobilisé dans un plâtre.

Le 15 août, on constate que la consolidation se fait très lentement. On lui donne alors chaque jour deux cachets de thyroïodine de 20 centigrammes chacun, et l'on continue la médication jusqu'au 30 septembre, en interrompant de temps en temps.

La consolidation se fait lentement, petit à petit. Le malade commence à marcher avec des cannes vers le 8 octobre et sort le 16.

Dans cette observation, le traitement thyroïdien (cachets de thyroïdine) ne semble pas avoir eu d'action. La consolidation de la fracture s'est faite en trois mois, ce qui s'observe fréquemment chez les alcooliques.

Observation XXIII (inédite).

(Service de M. le professeur Ollier.)

B. A...., âgé de vingt ans, cultivateur, couché au n° 16 de la salle Saint-Sacerdos. Vigoureux, pas d'alcoolisme ni de syphilis.

Son accident remonte au 7 septembre 1898. Ce jour-là, il por-
tait sur ses épaules une demi-feuillette de vin du poids d'environ
80 kilogrammes ; en voulant la poser en arrière sur une muraille,
il fait un faux pas et tombe assis, tandis que son fardeau passe en
avant de lui et lui tombe sur la cuisse. Il est immédiatement
transporté chez lui, et l'on fait appeler une rhabilleuse ; celle-
ci diagnostique une fracture à la partie inférieure de la cuisse
et lui met un appareil. Après avoir tiré sur sa jambe, elle applique quatre planchettes, de chaque côté, dessus et dessous, qu'elle
serre fortement avec des bandes. Ces planchettes remontaient jusqu'à la partie supérieure de la cuisse et s'arrêtaient au genou ; par
suite, les mouvements étaient possibles dans son articulation, et
l'immobilisation insuffisante.

Au bout de deux mois et demi environ (fin novembre), il se
lève et marche avec des béquilles. A ce moment, quoique sa cuisse
ne fût pas solide, il avait enlevé son appareil. Mais quelque temps
après, il fait une chute et ressent une violente douleur au niveau
de sa fracture.

Il replace momentanément son appareil ; mais bientôt l'enlève complètement et le remplace par une simple bande.

A partir du mois de décembre, il se lève tous les jours, marchant
avec des béquilles, et il s'habitue à ne pas s'appuyer sur le membre
fracturé qu'il sentait balloter. Il pouvait même travailler dans les
champs.

Au mois de mai, voyant qu'il n'y a pas d'amélioration, il se
décide à consulter un médecin qui l'envoie à l'hôpital.

Lundi, 8 mai. — Examen à l'entrée. Fracture à la partie inférieure de la cuisse sus-condylienne ; il est impossible de savoir si
la fracture est intra-articulaire. Le fragment supérieur apparaît et
soulève la peau lorsqu'on commande au blessé d'essayer de détacher
son talon du lit. Les deux fragments sont engrenés et l'on constate
que le fragment supérieur est porté en avant et sur le côté externe
de l'inférieur. Le trait de fracture paraît être à 12 centimètres au-
dessus de l'interligne articulaire. La mobilité latérale est constatée.
Les mensurations donnent pour le membre droit 82 centimètres ;

pour le membre gauche, 88 centimètres ; le raccourcissement est donc de 6 centimètres.

Par la radiographie, on distingue nettement les deux fragments. La fracture est extra articulaire ; l'articulation est indemne.

On lui met un appareil extenseur sur chariot, avec contre-extension prenant point d'appui entre les cuisses ; les poids tenseurs sont successivement portés jusqu'a 6 kilogrammes (le 20 mai).

Le 31 mai, le raccourcissement n'est que de 4 cm. 5.

2 juin. — On enlève la traction. Pas de consolidation. Le malade se plaint d'une douleur assez vive au niveau de la fracture. L'articulation est indemne.

M. le professeur Ollier décide d'intervenir.

5 juin. — Opération. Incision sur la face externe à la rencontre de la face interne avec la face antérieure.

Vissage : deux vis obliques d'avant en arrière et de dehors en dedans, à 2 centimètres l'une de l'autre et entre elles un trou de drainage. Appareil plâtré d'immobilisation. Lorsqu'on enlève l'appareil, un mois après, on voit qu'il n'y a pas de consolidation.

Le malade reste immobilisé pendant le mois d'août et de septembre.

5 octobre. — M. Gayet, chef de clinique, se décide à essayer le traitement thyroïdien.

On lui donne d'abord trois capsules de thyroïdine par jour, dosées à 20 centigrammes. Puis, à partir du 9 octobre, comme le temps le permet, du corps thyroïde de mouton, deux lobes tous les matins.

16 octobre. — Le malade s'est plaint de tressautements et de fourmillements dans les deux membres inférieurs, surtout dans le membre fracturé. On défait son pansement, la mobilité latérale existe comme avant le traitement thyroïdien.

24 octobre. — Le malade se plaint toujours de tressautements dans son membre. Le pansement est de nouveau défait. Pas trace de consolidation. La veille, le malade s'était plaint de douleurs de la tête, de vertiges, il avait eu un vomissement après son dîner. Son pouls est à 100. Pas de tremblement ni d'exophtalmie. Un

peu d'amaigrissement. On supprime le corps thyroïde. Le traitement avait duré vingt et un jours.

3 novembre. — M. le professeur Ollier examine le malade et décide avant de recourir à une nouvelle intervention de laisser le membre à l'air ; il prescrit aussi de lui faire tous les jours une séance de massage.

20 novembre. Le malade peut, avec beaucoup d'efforts, soulever son talon du lit ; il y a donc une amélioration.

Les séances de massage sont continuées ; amélioration lente et graduelle, la consolidation se fait.

15 décembre. — Il peut, sans trop d'efforts, soulever son talon du plan du lit.

Ce cas était typique pour essayer la médication thyroïdienne, les deux fragments étant bien en contact puisqu'on en avait fait le vissage. Le résultat est absolument négatif.

On ne peut vraiment prétendre que l'action de la médication s'est fait sentir après coup. Car que penser d'un médicament qui tantôt agit en quelques jours, tantôt en quelques mois, tantôt après cessation de son administration. Il est vrai toutefois que les médicaments dits altérants peuvent avoir une action analogue, et la thyroïdine est peut-être de ceux-là.

Cependant nous croyons plutôt à l'influence bienfaisante du massage, de l'exposition à l'air. D'ailleurs, le malade n'a pu soulever son membre qu'un mois après la cessation du médicament, et la consolidation se fait avec une très grande lenteur.

Cette observation, à laquelle nous attachons une grande valeur, est donc nettement négative.

Si maintenant nous réunissons les résultats que nous

avons obtenus dans ces six observations, nous trouvons :

2 observations (obs. XIX et obs. XXI) où la médication thyroïdienne a peut-être eu une action.

3 observations (obs. XVIII, obs. XX et obs. XXII) où elle n'a pas semblé avoir d'action.

1 observation (obs. XXIII), qui était la plus intéressante pour apprécier la valeur de la médication, où elle n'a eu manifestement aucune action.

Médication thyroïdienne dans les fractures ordinaires

Observation XXIV

(Lambret, *Société centrale de médecine du Nord*, 12 mai 1899.)

Le 21 avril 1899, j'étais appelé, comme médecin du chemin de fer, à voir de grand matin un ouvrier qui s'était cassé la jambe en manœuvrant des wagons.

Je diagnostiquai une fracture oblique du tibia, fracture siégeant au tiers inférieur, le péroné étant cassé un peu plus haut.

Je fis immédiatement transporter le malade à l'hôpital Saint-Sauveur, dans le service de mon maître, le professeur Folet, où, quelques heures plus tard, avant l'apparition de tout gonflement, je lui appliquai un appareil plâtré.

Je me proposais de lui mettre un appareil de marche dès le lendemain, mais la besogne étant à ce moment considérable, le malade fut oublié et cet appareil fut mis le sixième jour ; il s'en servait d'ailleurs avec une grande agilité, allait, venait dans les salles, montait et descendait les escaliers pour se rendre au jardin. Dès le lendemain de son accident, on donna par jour trois capsules de corps thyroïde dosées à 20 centigrammes. Je me proposais d'examiner le degré de solidité le quinzième jour, mais cet examen ne fut pratiqué que le dix-septième jour, c'est-à-dire le lundi 8 mai. Nous ne fûmes pas peu étonné de constater que la jambe était

solide. Tout appareil fut supprimé et le malade autorisé à se lever.
Je le fis venir le vendredi suivant à la Société de médecine, et
montrai en même temps la radiographie de sa fracture, dont les
fragments, très obliques, étaient bien coaptés. Il était en ce moment
au vingt-deuxième jour de sa fracture.

Sous l'influence du traitement thyroïdien, la consolidation d'une fracture de jambe se serait faite en dix-sept
jours.

Observation XXV (Dr Lambret)

L..., manœuvre, cinquante-deux ans, entre à l'hôpital Saint-
Sauveur, salle Saint-Jean, le 8 mai 1899. Cet homme a fait une
chute d'une hauteur de 12 mètres au moins.

Il ne peut pas dire quelle partie de son corps a touché le sol la
première. Il lui fut impossible de se relever; il fut placé dans une
civière et amené à l'hôpital.

A son entrée, on trouve une fracture de la jambe gauche, siégeant au tiers inférieur du tibia, sans déplacement ni saillie des
fragments.

A droite, il existe une fracture de cuisse, au niveau du tiers
moyen, avec chevauchement assez prononcé des fragments et rota-
tion externe.

Le lendemain, on met la jambe gauche dans un appareil plâtré;
on place à droite un appareil à extension continue de Tillaux.

Le 12, on donne au blessé trois pastilles de glande thyroïde.

Le 13, la température monte à 39°8, on supprime le médicament; la température redevient normale.

Le 10, on reprend la glande thyroïde.

On n'observe plus aucun trouble.

Le 29, on enlève l'appareil de la jambe, le membre est solide,
la cuisse est animée et solide également.

Il a donc fallu au plus dix-huit jours pour obtenir la consolidation de ces fractures.

Sous l'influence de la médication thyroïdienne, sur le même blessé, une fracture de cuisse au tiers moyen et une fracture du tibia au tiers inférieur se seraient consolidées en dix-huit jours.

OBSERVATION XXVI (Dr Lambret)

(In thèse Van Heddeghen, Lille 1899).

S... Jean, entre à l'hôpital Saint-Sauveur, salle Saint-Jean, le 10 avril 1899. Il est tombé du troisième étage.

A son entrée, on constate l'existence d'une fracture de jambe à l'union du tiers moyen avec le tiers inférieur. Le fragment inférieur, très pointu, fait saillie sous la peau ; le péroné est fracturé 2 centimètres plus bas que le tibia. Le pied n'est pas dévié.

Le 13 avril, on lui met un appareil plâtré. La réduction est excessivement difficile à obtenir, même avec une pression continue sur le fragment inférieur, pression dont on voit la trace sur l'appareil. La radiographie montre que les fragments ne sont pas en contact. On fait un second appareil sous chloroforme, la réduction n'est pas meilleure. M. Lambret se décide alors à intervenir.

Le 20 avril, il pratique la suture au fil d'argent des deux fragments du tibia. Une troisième radiographie montre que, cette fois, la réduction est parfaite. Les fragments du péroné sont bien coaptés.

A partir du 13 avril, cet homme absorbe par jour trois pastilles de corps thyroïde.

Un mois après l'intervention, le 21 mai, on enlève l'appareil. Malgré la glande thyroïde et la suture, la jambe n'est pas solide, la mobilité anormale est encore considérable.

Ablation des points de suture, nouvel appareil plâtré contentif, appareil de marche.

Le malade a maigri considérablement sous l'influence du traitement thyroïdien. Ce traitement n'a produit aucun résultat au point de vue osseux, il est abandonné. Depuis la cessation de l'ingestion de thyroïdine, le malade à repris peu a peu son embonpoint primitif.

Il sort guéri le 2 juillet 1899.

Dans cette observation le traitement thyroïdien n'a produit aucune action. Malgré la médication, la consolidation ne s'est pas faite en l'espace d'un mois.

OBSERVATION XXVII

(Dejace, in *le Scalpel*, 8 octobre 1899, publié dans la *Médecine moderne*, le 8 novembre 1899.)

M. Dejace ayant fait l'essai du traitement thyroïdien dans un cas de fracture récente du tibia, a vu le malade marcher sur une jambe solide le dix-septième jour.

OBSERVATION XXVIII

(Rapportée par Steinlein, in *Archiv fur klinik Chirurgie*, t. LX.)

Le Dr Kottmann, médecin des hôpitaux de Solothurn (communication orale à la section de médecine de la Société des sciences naturelles de Suisse à Berne, 1899), n'a observé aucune amélioration par la médication thyroïdienne dans plusieurs cas de fractures ordinaires.

Ainsi donc, dans les cas de fractures ordinaires, les

résultats sont nettement contradictoires. Dans les trois cas où le traitement thyroïdien aurait agi, le malade aurait pu marcher sur une jambe solide le dix-septième ou le dix-huitième jour. Ne s'agissait-il pas de cas exceptionnels, puisque le Dr Kottmann, qui a expérimenté sur une plus grande échelle, n'a jamais observé d'amélioration ?

Ne peut-on admettre que le Dr Lambret soit tombé sur une série heureuse, puisqu'il a publié dernièrement un nouveau cas où, sans administation de corps thyroide, il aurait eu une consolidation en seize jours !

Pour être fixé sur la méthode, il faudrait l'essayer dans un très grand nombre de cas, afin de prendre une moyenne, car deux fracturés du même âge, et exactement dans les mêmes conditions, mettent souvent pour se consolider un temps très différent.

Est-il même bien utile d'essayer ? Chez un vieillard pour qui le séjour prolongé au lit peut être mortel, la médication est dangereuse parce qu'il a le cœur fatigué et les artères peu souples. Chez un adulte, nous croyons que les dangers de la médication thyroïdienne *bien surveillée* ont été exagérés ; néanmoins elle peut produire des troubles digestifs, de l'excitation, de l'amaigrissement, et elle exige la présence à peu près constante du médecin.

Les expériences sur les animaux sont négatives. On expose son malade à quelques accidents. Les cas cliniques sont plus que contradictoires. *Nous croyons qu'il vaut mieux s'abstenir.*

A la suite de toutes ces observations, il était intéressant de se demander comment un fracturé qui aurait nettement des signes d'insuffisance thyroïdienne réparerait une fracture. Nous n'avons trouvé que l'observation de Quénu qui soit intéressante à ce point de vue.

OBSERVATION XXIX

(Quenu, Société de chirurgie, 30 novembre 1898.)

Je puis rapprocher de cette observation[1] une observation en apparence contradictoire, celle d'une malade que j'opérai pour un goitre exophtalmique en faisant l'extirpation complète du corps thyroïde. Deux ans après, cette malade se fit une fracture bi-malléolaire qu'elle consolida en six semaines, mais je dois ajouter que pour des accidents de myxœdème post-opératoire, cette malade prenait régulièrement des capsules de thyroïdine.

Cette observation est tout à fait en contradiction avec les résultats obtenus chez les animaux. Nous avons vu, en effet, que chez les animaux thyroïdectomisés les fractures se réparaient avec une grande lenteur ; nous avons vu d'autre part que chez les animaux thyroïdectomisés, l'ingestion de corps thyroïde n'accélérait pas le processus de réparation des fractures.

Nous aurions désiré pouvoir trouver quelques observations analogues à celles de M. Quénu. Il serait utile aussi de savoir comment se réparent les fractures chez les crétins qui présentent manifestement une insuffisance thyroïdienne. Dans cette intention, nous avions écrit à plusieurs médecins dans la Haute-Savoie ; malheureuse-

---

[1] Il s'agit de l'observation que nous avons rapportée plus haut (obs. V).

ment ils nous ont répondu qu'ils n'avaient jamais eu l'occasion de constater des fractures chez des crétins. Cette question serait intéressante, mais le temps nous manque pour continuer notre enquête.

Résultats généraux.

Quelle conclusion pouvons-nous tirer de cette longue analyse ?

En premier lieu nous pouvons affirmer que si la médication thyroïdienne agit, elle n'agit pas dans tous les cas.

Mais a-t-elle une action ? En examinant à fond toutes les observations (voir les résultats pp. 48 et 61), nous avons vu que le plus grand nombre prêtait à la critique ; que l'action de la thyroïdine apparaissait rarement seule, bien dégagée de l'influence de tout autre traitement.

Il y a bien un certain nombre d'observations (obs. II, III, VII, XI, XIV, XIX, XXI) où elle a semblé avoir une action bienfaisante. Est-ce suffisant pour que nous puissions attribuer à la médication une réelle valeur thérapeutique ? Nous n'osons nous prononcer. Il peut s'agir simplement d'une coïncidence heureuse ; de plus, les retards de consolidation offrent tant de surprises ! Il suffit quelquefois du plus léger changement dans le traitement local pour amener la consolidation. Ce changement peut même passer inaperçu du médecin, surtout, nous devons bien le dire, si celui-ci est auparavant convaincu de l'efficacité du médicament ! Il faudrait, pour pouvoir se prononcer définitivement, des observations bien plus nombreuses que celles que nous avons pa recueillir. La quetion des retards de consolidation est des plus complexes, et cette nouvelle médication ne pourra être jugée qu'avec le temps.

Nous croyons toutefois que le médecin est autorisé à essayer le traitement thyroïdien dans les retards de consolidation qui ne sont pas dus à des causes locales, et avant de recourir à une intervention.

Nous le croyons d'autant plus que les dangers de la médication thyroïdienne nous paraissent avoir été exagérés. Dans le service de notre maître, M. le professeur Ollier, où nous avons vu employer ce traitement bien des fois, nous n'avons jamais observé d'accident. Il suffira d'ausculter soigneusement son malade, d'examiner ses urines, et de surveiller attentivement son pouls, sa respiration et sa température. Il serait bon aussi, surtout chez les gens nerveux, de commencer par des doses faibles (Lancereaux). Enfin, il vaudra mieux s'abstenir chez les gens âgés et chez les alcooliques.

CONCLUSIONS

I. Chez les lapins thyroïdectomisés, il y a un retard dans la consolidation des fractures, et les injections d'extrait thyroïdien ne paraissent pas provoquer une consolidation plus rapide.

II. Chez les lapins sains, les injections d'extrait thyroïdien ne paraissent pas provoquer une consolidation plus rapide des fractures.

III. D'après les observations publiées et d'après nos propres observations, il ne nous paraît pas absolument démontré que la médication thyroïdienne puisse accélérer la consolidation dans les cas de retard de consolidation.

Toutefois, nous ne pouvons nous prononcer définitivement sur la valeur de cette médication. Dans quelques cas elle a peut-être eu une action bienfaisante, ce qui autorise à l'essayer dans les retards de consolidation qui ne sont pas dus à des causes locales, et avant de recourir à une intervention.

Les dangers de son administration nous semblent avoir été exagérés; il suffira d'en surveiller soigneusement les effets.

TABLE

Lyon. — Imp. A. Rey, 4, rue Gentil. — 22062

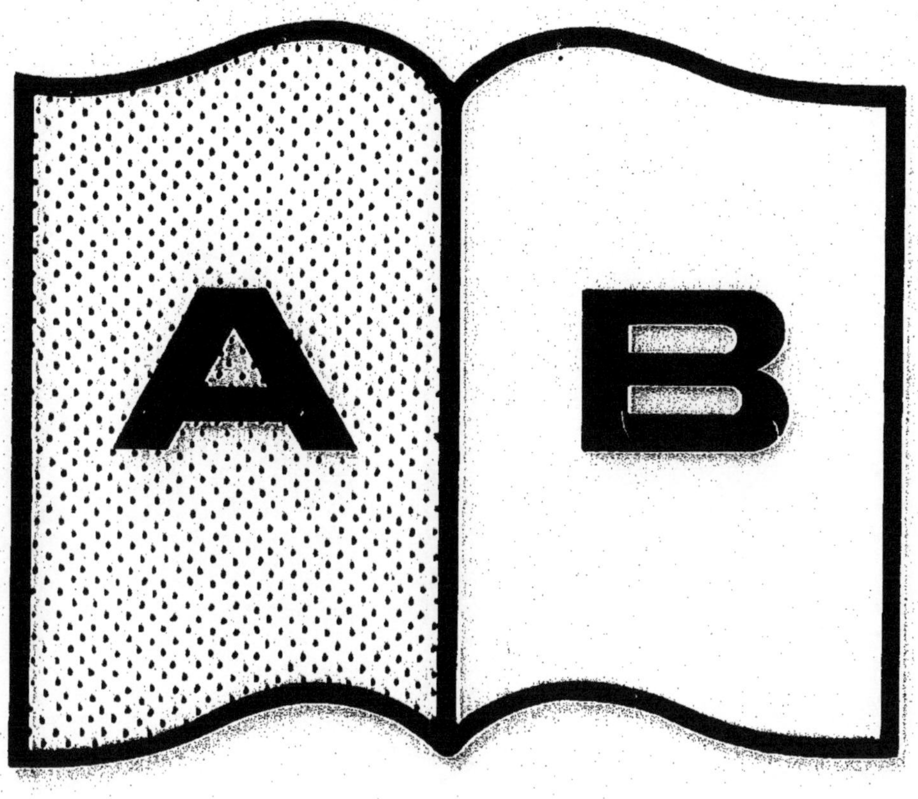

Contraste insuffisant

NF Z 43-120-14